AYUNO INTERMITENTE

Recetas veganas para 1 mes con plan de comidas

(Guía definitiva para perder peso y adelgazar)

Nera Ceja

Publicado Por Daniel Heath

© Nera Ceja

Todos los derechos reservados

Ayuno Intermitente: Recetas veganas para 1 mes con plan de comidas (Guía definitiva para perder peso y adelgazar)

ISBN 978-1-989853-40-5

Este documento está orientado a proporcionar información exacta y confiable con respecto al tema y asunto que trata. La publicación se vende con la idea de que el editor no esté obligado a prestar contabilidad, permitida oficialmente, u otros servicios cualificados. Si se necesita asesoramiento, legal o profesional, debería solicitar a una persona con experiencia en la profesión.

Desde una Declaración de Principios aceptada y aprobada tanto por un comité de la American Bar Association (el Colegio de Abogados de Estados Unidos) como por un comité de editores y asociaciones.

No se permite la reproducción, duplicado o transmisión de cualquier parte de este documento en cualquier medio electrónico o formato impreso. Se prohíbe de forma estricta la grabación de esta publicación así como tampoco se permite cualquier almacenamiento de este documento sin permiso escrito del editor. Todos los derechos reservados.

Se establece que la información que contiene este documento es veraz y coherente, ya que cualquier responsabilidad, en términos de falta de atención o de otro tipo, por el uso o abuso de cualquier política, proceso o dirección contenida en este documento será responsabilidad exclusiva y absoluta del lector receptor. Bajo ninguna circunstancia se hará responsable o culpable de forma legal al editor por cualquier reparación, daños o pérdida monetaria debido a la información aquí contenida, ya sea de forma directa o indirectamente.

Los respectivos autores son propietarios de todos los derechos de autor que no están en posesión del editor.

La información aquí contenida se ofrece únicamente con fines informativos y, como tal, es universal. La presentación de la información se realiza sin contrato ni ningún tipo de garantía.

Las marcas registradas utilizadas son sin ningún tipo de consentimiento y la publicación de la marca registrada es sin el permiso o respaldo del propietario de esta. Todas las marcas registradas y demás marcas incluidas en este libro son solo para fines de aclaración y son propiedad de los mismos propietarios, no están afiliadas a este documento.

TABLA DE CONTENIDO

Parte 1 1

Introducción 2

Capítulo 1: Recetas Para El Desayuno 4

COMPOTA DE ARÁNDANO Y YOGURT 4
TOSTADA CON MIEL Y QUESO COTTAGE 5
OMELET DE QUESO SUIZO Y PERA.. 6
BATIDO DE TÉ CHAI 7
OMELET DE CLARA DE HUEVO.. 8
BOLLOS DE QUESO 9
DESAYUNO EN UNA TAZA.. 11
PANQUEQUES 13
AVENA DE OTOÑO ESPECIADA 15
TOSTADA FRANCESA DE FRAMBUESA... 16
BUDÍN DE MANTEQUILLA DE ALMENDRA.. 18

Capítulo 2: Recetas Para El Almuerzo 20

PAN CRUJIENTE DE TOMATE 20
ENSALADA ASIÁTICA... 21
SETAS CON ESPINACA Y AJO 23
SOPA DE MELÓN Y JENGIBRE.. 24
PIZZAS DE CALABACÍN 25
QUESADILLA DE MELOCOTONES Y QUESO BRIE.................................. 26
HAMBURGUESAS DE PAVO 28
SOPA GAZPACHO 30
PASTELES DE CANGREJO TAILANDÉS 32
ENSALADA DE FRESAS Y NUECES DE PECAN.................................... 34

Capítulo 3: Recetas Para La Cena....................................... 35

POLLO ORIENTAL.. 35
BACALAO CON LIMÓN 36
CHOW MEIN DE VEGETALES 37
COCTEL DE CAMARONES... 39
HORNEADO DE CARNE A LA PROVENZAL 40

QUICHE DE VERDURAS 41
CHILE VEGETAL 43
ENVOLTURAS DE TOFU 45
TOSTADA DE CENA 46
BOL DE BATATAS 47
TACOS DE ATÚN 48
SPAGHETTI RÚSTICO 50

Capítulo 4: Recetas De Postres 52

ENSALADA DE FRUTAS 52
PERAS HORNEADAS 53
PARFAIT DE BAYAS 55
MUFFINS DE ARÁNDANO 56
GRANOLA DE FRUTILLA 58
BUDÍN DE PAN 60
CROCANTE DE MANZANA 62
WAFFLES FRANCESES TOSTADOS 64
BUÑUELOS DE MANZANA 66

Conclusión 69

Antes De Irse 69

Parte 2 70

Introducción 71

Capítulo 1: Ventajas Del Ayuno Intermitente 82

INSTA A PERDER PESO 82
AYUDA A REGULAR EL NIVEL DE AZÚCAR EN LA SANGRE 83
CUIDA TU CORAZÓN 84
DISMINUYE LOS NIVELES DE INFLAMACIÓN 85
PROTEGE EL CEREBRO 86
REDUCE LOS ANTOJOS 87

Capítulo 2: Precauciones 90

REVISAR EL NIVEL DE AZÚCAR EN SU SANGRE ANTES DE EMPEZAR CON
EL AYUNO INTERMITENTE 90
EXAMINAR SU HISTORIA DIETÉTICA 91

CONSIDERAR SU EDAD 91

EVITARLO SI ESTÁ ENFERMO 92

EL AYUNO INTERMITENTE PUEDE SER PROBLEMÁTICO PARA LAS

MUJERES 92

EVITARLO SI TIENES PROBLEMAS CON LA VESÍCULA BILIAR 93

EL AYUNO INTERMITENTE PUEDE AFECTAR LA TIROIDES 94

Capítulo 3: Tipos De Ayuno Intermitente 96

EL AYUNO DE 12 HORAS 96

¿CÓMO PUEDES ESTAR SEGURO DE QUE FUNCIONA? 98

LA VENTANA DE 8 HORAS (PROTOCOLO 16/8) 100

EL PLAN 5:2.. 102

LA SIGUIENTE ES UNA LISTA DE ALIMENTOS QUE PUEDEN

CONSIDERARSE PARA SUS DÍAS DE AYUNO: 105

AYUNAR ALTERNANDO DÍAS 106

BENEFICIOS DEL PLAN DE AYUNO 107

Capítulo 4: Consejos, Trucos Y Motivaciones 109

COMIENCE A CAMINAR 110

NO SE PRESIONE DEMASIADO DURANTE LOS DÍAS DE AYUNO 111

PREPÁRESE PARA SER CRITICADO DURANTE EL DESAYUNO............ 112

MANTENGA SU MENTE OCUPADA 113

PRUEBE TOMAR BEBIDAS CON CERO CALORÍAS 114

AJUSTE LA DIETA PARA ADAPTARSE A USTED 114

MANTENER UNA MENTALIDAD REALISTA 115

Capítulo 5: Régimen De Comidas De Muestra Para Los Días

De Ayuno 116

PRIMER DÍA DE AYUNO - DESAYUNO: GACHAS DE AVENA 117

PRIMER DÍA DE AYUNO - ALMUERZO: RODAJAS DE MANZANA Y

MANTEQUILLA DE ALMENDRAS... 118

PRIMER DÍA DE AYUNO - CENA: ENSALADA DE REMOLACHA Y QUESO

FETA 121

SEGUNDO DÍA DE AYUNO - DESAYUNO: CIRUELAS DULCES Y YOGURT

.... 123

SEGUNDO DÍA DE AYUNO - ALMUERZO: TOSTADAS CON TROZOS DE

ATÚN 125

SEGUNDO DÍA DE AYUNO - CENA: SOPA DE MISO 126

TERCER DÍA DE AYUNO - DESAYUNO: HUEVO COCIDO Y ESPÁRRAGOS
.... 128

TERCER DÍA DE AYUNO - ALMUERZO: BATIDO DE PROTEÍNAS DE UVA
.... 129

TERCER DÍA DE AYUNO - CENA: HAMBURGUESAS DE PAVO CON MAÍZ
.... 130

CUARTO DÍA DE AYUNO - DESAYUNO: GALLETAS PARA DESAYUNO
BELVITA CON AGUACATE 132

CUARTO DÍA DE AYUNO - ALMUERZO: PUDIN DE MANGO Y CHÍA .. 134

CUARTO DÍA DE AYUNO - CENA: VERDURAS ASADAS CON GLASEADO
BALSÁMICO 136

QUINTO DÍA DE AYUNO - DESAYUNO: TORTILLA DE ESPINACAS 138

QUINTO DÍA DE AYUNO - ALMUERZO: FRIJOL DE SOYA 140

QUINTO DÍA DE AYUNO - CENA: HUMUS Y CRUDITÉS 141

SEXTO DÍA DE AYUNO - DESAYUNO: YOGURT DE PLÁTANO BAJO EN
GRASA 142

SEXTO DÍA DE AYUNO - ALMUERZO: SOPA DE ZANAHORIA, CAMOTE Y
JENGIBRE 143

SEXTO DÍA DE AYUNO - CENA: PECHUGAS DE PAVO CON ESPINACAS
.... 146

SÉPTIMO DÍA DE AYUNO - DESAYUNO: BATIDO DE MANZANA,
ZANAHORIA Y JENGIBRE.. 148

SÉPTIMO DÍA DE AYUNO - ALMUERZO: BATIDO DE ARÁNDANOS Y
ALMENDRAS CON PLÁTANO 150

SÉPTIMO DÍA DE AYUNO - CENA: PIZZA PITA 151

CONCLUSIÓN 154

Parte 1

Introducción

¡Felicitaciones por descargar este libro, y gracias por hacerlo!

Los siguientes capítulos tratarán todas las recetas que necesitas conocer para comenzar con la dieta 5:2. Este plan dietario es simple de seguir. Tienes dos días durante la semana en los que ayunas y cinco días en los que estás habilitado a festejar (sin motivo). La idea es que con los dos días de ayuno, que no deberían ser consecutivos, puedes consumir menos calorías y perder peso sin todo el trabajo.

La parte más difícil de este plan dietario es encontrar comidas que sean lo suficientemente bajas en calorías como para que no rompas el ayuno. Sumado a que, también quieres que te llenen, para que no tengas que lidiar con toda la tentación. Esta guía te proveerá muchas comidas grandiosas para el desayuno, el almuerzo, la cena, y el postre que están todas debajo de las 350 calorías. Esto las hace fáciles de adaptar a tu día, ya sea que estés en un día de festejo o de ayuno ¡y puede darte los resultados que quieres! Toma algo de tiempo para buscar entre las recetas y ¡elige las que quieres probar primero!

Está repleto de libros de este tema en el mercado, ¡gracias otra vez por elegir este! Se hizo todo el esfuerzo para asegurar que está lleno de tanta información útil como es posible. ¡Por favor, disfruta!

Capítulo 1: Recetas para el desayuno

Compota de arándano y yogurt

Calorías: 75

Lo que contiene
- Salvado (1 cdta.)
- Yogurt descremado (3 cda.)
- Arándanos (50)

Cómo se hace
1. Tomar un tazón y colocar los arándonos. Llevar al microondas y calentar al máximo durante 45 segundos para que los arándanos empiecen a estallar.
2. Quitar el tazón del microondas y dejar enfriar por un rato.
3. Cuando los arándanos estén listos, cubrir con el salvado y el yogurt antes de servir.

Tostada con miel y queso cottage

Calorías: 130

Lo que contiene
- Miel (1 cdta.)
- Queso cottage (2 cda.)
- Pan (1 rebanada)

Cómo se hace
1. Tomar la tostada y ubicar en la tostadora, tostándola ligeramente de acuerdo a tu gusto.
2. Untar el queso cottage sobre la rebanada de pan y luego rociar un poco de miel antes de servir.

Omelet de queso suizo y pera

Calorías: 121

Lo que contiene
- Queso suizo rallado (1,5 oz.)
- Leche de almendra (1 ½ cda.)
- Huevos (3)
- Sal (1/4 cdta.)
- Pera picada (1/4)
- Chalote picado (1)
- Aceite de oliva (1 cda.)

Cómo se hace
1. Calentar una sartén. Cuando la sartén esté tibia, agregar la sal, la pera, y el chalote y cocinar por 5 minutos.
2. Mientras eso se está cocinando, tomar un bol y batir la leche de almendra y los huevos. Verter esto sobre las peras para cocinar.
3. Una vez que veas que los bordes se está poniendo blanco y el centro ha comenzado a cocinarse, da vuelta tu omelet.
4. Añadir el queso a la mitad y doblar el omelet a la mitad. Cocinar un poco más para derretir el queso.

Batido de té Chai

Calorías: 123

Lo que contiene
- Hielo
- Estevia (1/4 cdta.)
- Canela (1/4cdta.)
- Yogurt de vainilla (1/4 taza)
- Banana (1/2)
- Té Chai preparado (1/2 taza)
- Leche de almendra (1/2 taza)
- Harina de lino (1 cdta.)

Cómo se hace
1. Para comenzar, revolver la harina de lino y la leche de almendra y dejar reposar por un rato mientras trabajas con los otros ingredientes.
2. Tomar una licuadora y añadir el resto de los ingredientes adentro, licuar hasta que esté suave y cremoso.
3. Agregar un poco de hielo junto con la mezcla de leche de almendra y licuar un poco más. Espolvorear un poco de canela por encima y luego servir.

Omelet de clara de huevo

Calorías: 78

Lo que contiene
- Pimienta
- Cebollín picado (2)
- Calabacín rallado (1)
- Tomate cortado en cubos (1)
- Claras de huevo batidas (2)

Cómo se hace
1. Tomar una sartén y dejar calentar al mínimo. Poner la parrilla al máximo también.
2. Añadir las claras de huevo a un bol y condimentar con la pimienta antes de añadir a la sartén, girando alrededor para que se extienda.
3. Cuando el centro del omelet haya comenzado a cocinarse, espolvorear con los cebollines, tomates, y calabacín y calentar por unos segundos.
4. Quitar esto del fuego y ubicar en la parrilla, asegurando dejar el mango fuera de la hornalla. Luego de otro minuto, es momento de disfrutar.

Bollos de queso

Calorías: 162

Lo que contiene
- Tiras de tocino picadas (3)
- Suero de leche (2 cda.)
- Huevo batido (10)
- Hierba (3 cda.)
- Queso parmesano (4 cda.)
- Manteca (75 g.)
- Harina leudante (250 g.)

Cómo se hace
1. Dejar calentar el horno a 420 grados. Tomar una sartén y cocinar el tocino hasta que esté crocante, revolviendo durante el proceso. Escurrir el tocino y mantenerlo en un papel absorbente.
2. Tamizar la harina en un bol y añadir la manteca. Amasar hasta obtener migas. Añadir las hierbas y el parmesano junto con el tocino.
3. Batir el suero y los huevos en otro bol antes de añadir las migas. Armar con esto una bola.
4. Colocar la masa en una superficie

enharinada y dar forma redonda. Utilizar un molde cortante redondo de galletas para hacer círculos en la masa.

5. Colocar estos círculos en una bandeja de hornear y colocar en el horno. Luego de 10 minutos, los bollos deberían estar listos, y puedes servir.

Desayuno en una taza

Calorías: 240

Lo que contiene
- Berro (1 puñado para cada plato)
- Aceite de oliva
- Huevos (8)
- Tomates cherry (8)
- Fetas de jamón cocido (4)
- Rebanadas de pan (8)

Cómo se hace
1. Encender el horno y dejar calentar a 340 grados.Aceitar ligeramente un molde para muffin.
2. Tomar el pan y recortar pequeños círculos de ellos. Colocar uno en cada molde de muffin y empujar hacia abajo para mantenerlos en lugar.
3. Colocar los moldes de muffin en el horno y hornear por 10 minutos, hasta que se ponga crocante. Quitar del horno y dejar enfriar.
4. Dividir las fetas de jamón entre las 8 secciones en los moldes y romper un huevo en cada uno. Colocar otra vez en

el horno.

5. Esto debería cocinarse por otros 10 minutos para que el huevo tenga tiempo de asentarse. Servir con algo de berro y disfrutar.

Panqueques

Calorías: 285

Lo que contiene
- Jarabe de arce (4cda.)
- Aceite de oliva (3 cda.)
- Leche desnatada (300 ml.)
- Huevo (1)
- Harina de trigo sarraceno (50 g.)
- Harina integral (50 g.)

Cómo se hace
1. Tamizar ambas harinas en un bol para ayudar a combinarlas. En otro bol, batir la leche junto con el huevo antes de añadir las harinas para hacer una masa fluida.
2. Dejar reposar la masa durante 30 minutos, para que tenga tiempo de fusionarse.
3. Luego de este tiempo, calentar algo de aceite en una sartén hasta que esté caliente, pero no humeando. Añadir algunas cucharas de la masa y cocinar por unos minutos antes de voltear y cocinar del otro lado.

4. Traspasar a un plato y repetir esto hasta que tengas 8 panqueques. Servir dos panqueques por persona.

Avena de otoño especiada

Calorías: 265

Lo que contiene
- Jengibre (1/4 cdta.)
- Canela (1/2 cdta.)
- Copos de avena (1/2 taza)
- Pera asiática (1/2 taza)
- Leche de almendra (0,66 tazas)
- Jugo de manzana (0,33 tazas)

Cómo se hace
1. Toma tu olla y coloca la pera, la leche, y el jugo adentro. Calentar esto en la hornalla hasta que hierva.
2. Añadir los copos de avena a esta mezcla y luego bajar el calor al mínimo. Cocinar todos los ingredientes juntos hasta que estén listos.
3. Espolvorear con el jengibre y la canela y luego servir tibia.

Tostada francesa de frambuesa

Calorías: 294

Lo que contiene
- Rebanadas de naranja (4)
- Vainilla (1 pizca)
- Frambuesas (100 g.)
- Manteca (1 cda.)
- Pan (8 rebanadas)
- Leche desnatada (1/2 taza)
- Huevos (3)
- Copos de maíz (2 tazas)

Cómo se hace
1. Añadir los copos de maíz a un procesador de comida y procesar algunas veces.
2. Tomar un bol y batir la leche con los huevos. Cuando estén combinados, añadir la vainilla.
3. Remojar las rebanadas de pan en la mezcla de huevo y luego cubrir con los copos de maíz.
4. Toma tu sartén y derrite la manteca. Cocinar cada rebanada de pan por algunos minutos de ambos lados, hasta

que se vea dorado y crocante.

5. Servir con un toque de naranja y algunas frambuesas, y disfrutar.

Budín de mantequilla de almendra

Calorías: 290

Lo que contiene
- Manzana rebanada (1)
- Acede coco, derretido (1 cda.)
- Leche de almendra (2 cda.)
- Sal
- Mantequilla de almendra (2 cda.)
- Hijos picados, secos (1)
- Semillas de chía (1 cda.)
- Pera picada (1)
- Compota de manzana (1/2 taza)

Cómo se hace
1. Toma tu licuadora y combina la pera y la compota hasta que la mezcla esté suave.
2. Cuando eso esté listo, añadir la mantequilla de almendras, los higos, y las semillas de chía. Una vez que esto esté todo combinado deja reposar por 10 minutos o más.
3. Una vez que pasaron los 10 minutos, añadir la leche de almendra y la sal y licuar un poco más hasta combinar.

4. Mientas la licuadora aún está funcionando, lentamente espolvorea con el aceite de coco hasta que esté todo combinado.
5. Servir esto con las rebanadas de manzana y disfrutar.

Capítulo 2: Recetas para el almuerzo

Pan crujiente de tomate

Calorías: 112

Lo que contiene
- Pan crocante de centeno (4)
- Pimiento verde, rebanado (1)
- Vinagre balsámico (1 cda.)
- Perejil picado (2 cda.)
- Cáscara rallada y jugo de lima (1)
- Chile rojo, cortado en cubos (1)
- Tomates cherry cortados en cubos (8)

Cómo se hace
1. Mezclar todos tus ingredientes juntos, excepto los panes crocantes, hasta que estén bien combinados.
2. Dejar reposar estos ingredientes por aproximadamente 10 minutos.
3. Cuando haya pasado ese tiempo, colocar sobre los panes crocantes y servir.

Ensalada asiática

Calorías: 140

Lo que contiene
- Pimienta
- Sal
- Brotes de soja (1/2 taza)
- Lechuga romana (1 taza)
- Col, estilo bok choy (1 taza)
- Manzana picada (1/2)
- Pepino picado (1/2 taza)
- Agua (1 cda.)
- Vinagre balsámico (1 cda.)
- Aceite de sésamo (1 cdta.)
- Brócoli picado (1/2 taza)

Cómo se hace
1. Añadir una taza de agua a una olla y dejar hervir. Agregar el brócoli y cocinar por algunos minutos. Cuando el brócoli esté listo, sumarlo a un bol con agua helada para ayudar a detener el proceso de cocción.
2. Ubicar el agua, el vinagre balsámico, y el aceite de sésamo a un bol y mezclarlos.

3. Ahora agregar las hojas verdes, la manzana, el pepino, y el brócoli al bol. Tapar con los brotes y condimentar con algo de sal y pimienta antes de servir.

Setas con espinaca y ajo

Calorías: 135

Lo que contiene
- Pimienta
- Hojas pequeñas de espinaca (100 g)
- Cáscara de limón (1)
- Queso crema de hierbas y ajo (100 g)
- Agua (4 cda.)
- Setas (4)

Cómo se hace
1. Añadir el agua a una sartén y calentarla. Agregar las setas y dejar calentar hasta que estén blandos.
2. Mientras los champiñones se están cocinando, mezclar la cáscara y el queso crema y luego dividir las setas. Colocar la tapa y cocinar por 5 minutos.
3. Quitar la tapa y añadir las espinacas: Volver a colocar la tapa y cocinar un poco más. Servir cuando esté listo.

Sopa de melón y jengibre

Calorías: 80

Lo que contiene
- Hojas de menta
- Nuez moscada (1 cdta.)
- Leche (1/4 taza)
- Miel (1 cda.)
- Sal
- Jugo de lima (1/2)
- Jengibre rallado (1 ½ cdta.)
- Melón cantalupo en cubos (1)

Cómo se hace
1. Tomar la licuadora y añadir los ingredientes, aparte de las hojas de menta y la leche. Licuar esto hasta que esté suave.
2. Añadir la leche y licuar un poco más. Decorar con las hojas de menta y luego servir.

Pizzas de Calabacín

Calorías: 210

Lo que contiene
- Sal
- Condimento italiano (1 cdta.)
- Mozzarella (1/4 taza)
- Salsa marinara (2 cda.)
- Aceite de oliva (1 cdta.)
- Calabacín rebanado (1)

Cómo se hace
1. Dejar calentar el horno a 350 grados. Cubrir una bandeja para hornear con papel pergamino.
2. Tomar un bol y tirar el aceite con las rebanadas de calabacín. Añadir estas a la bandeja para hornear y cubrir con algo de salsa marinara, queso, condimento italiano, y sal.
3. Colocar en el horno para hornear durante 15 minutos y luego servir.

Quesadilla de melocotones y queso Brie

Calorías: 225

Lo que contiene
- Cáscara de lima rallada (1 cdta.)
- Jugo de lima (2 cda.)
- Miel (2 cda.)
- Tortillas de harina (2)
- Queso Brie (3 oz.)
- Azúcar morena (1 cda.)
- Cebolla de verdeo picada (1 cda.)
- Melocotones rebanados (1 taza)

Cómo se hace
1. Tomar un bol y añadir el azúcar morena, las cebollas de verdeo, y los melocotones. Revolver todo con movimientos envolventes.
2. Untar la mitad de cada tortilla con la mitad del Brie y la mitad de los melocotones. Doblar a la mitad y añadir a una sartén caliente.
3. Cocinarlas por un par de minutos de cada lado para dorarlas un poco. Retirar de la sartén y mantener templadas.
4. Tomar otro bol y batir la cáscara de

lima, el jugo de lima, y la miel. Servir con las quesadillas.

Hamburguesas de pavo

Calorías: 217

Lo que contiene
- Salsa
- Lechuga crujiente
- Cáscara y jugo de limón (1/2)
- Aceite de oliva (1 cda.)
- Cebolla morada rebanada (1/2)
- Mostaza en grano (1/2 cdta.)
- Manzana en cubos (1)
- Remolachas rebanadas (4)
- Hamburguesas
- Pimienta
- Sal
- Jugo de limón (1/2)
- Cebolla morada dulce rebanada (1/2)
- Tomillo (2 cda.)
- Carne de pavo magra (450 g.)

Cómo se hace
1. Tomar un bol y mezclar el pavo, el jugo de limón, la cebolla picada, y el tomillo. Moldear esto en 4 empanadas.

2. Tomar otro bol, mezclar todos los ingredientes para la salsa y separar.

3. Encender la parrilla y darle tiempo a calentar. Cocinar las hamburguesas, 6 minutos de cada lado.

4. Servir una hamburguesa por persona y añadir la lechuga para decorar y la salsa.

Sopa gazpacho

Calorías: 176

Lo que contiene
- Morrón verde y rojo, rebanados (1/2 de cada uno)
- Cebolletas picadas (2)
- Pimienta
- Sal
- Vinagre de jerez (2 cda.)
- Aceite de oliva (1 cda.)
- Pepino en cubos (1/2)
- Dientes de ajo (3)
- Cebolletas picadas (4)
- Tomates (2.2 libras)

Cómo se hace
1. Poner el pepino, el ajo, las cebolletas, y tomates en una licuadora y licuarlas hasta que estén suaves.
2. Tamizar esta mezcla algunas veces para ayudar a deshacerse de la piel y la pulpa.
3. Colocar nuevamente en la licuadora y lentamente agregar en vinagre de jerez y el aceite de oliva. Condimentar y

ubicarlo en el refrigerador para reposar por un rato.

4. Servir con algunas cebolletas y pimientos rebanados encima.

Pasteles de cangrejo tailandés

Calorías: 224

Lo que contiene
- Aceite vegetal (1 cda.)
- Jugo de limón (1/2)
- Cebollines picados (4)
- Cilantro picado (1 puñado)
- Chile rojo rebanado (1)
- Pan rallado (5 oz.)
- Huevos batidos (2)
- Puré de papas, frío (8 oz.)
- Carne de cangrejo enlatada (12 oz.)
- Salsa para mojar
- Azúcar moreno (1 cdta.)
- Jugo de lima (1/2)
- Diente de ajo (1)
- Salsa de soja (3 cda.)

Cómo se hace
1. Tomar un bol y mezclar todos los ingredientes para la salsa hasta que estén bien combinados. Separar esta mezcla.
2. Ahora tomar otro tazón y mezclar la

mitad de los huevos batidos con el jugo de limón, el chile, los cebollines, el cilantro, las papas, y la carne de cangrejo.

3. Moldear esto en 12 pasteles y espolvorear con harina. Sumergir en el huevo batido restante y luego en el pan rallado.

4. Calentar algo de aceite en una sartén y luego agregar los pasteles. Freírlos por los próximos 10 minutos, asegurándote de voltearlo.

5. Luego de esto, quitar los pasteles del sartén, drenar en papel absorbente, y luego servir con algo de la salsa para mojar.

Ensalada de fresas y nueces de pecan

Calorías: 203

Lo que contiene
- Queso blando de cabra (1 cda.)
- Aceite de macadamia (1 cdta.)
- Vinagre balsámico (1 cda.)
- Miel (1 cdta.)
- Nueces de pecan picadas (1 cda.)
- Fresas cortadas a la mitad (1 taza)
- Hojas pequeñas de espinaca (2 ½ taza)

Cómo se hace
1. Tomar un bol grande y batir el aceite con el vinagre balsámico y la miel. Añadir un poco de agua si está demasiado espeso.
2. Añadir la espinaca al bol y tirarla con los otros ingredientes. Dejar remojar esto por los siguientes diez minutos.
3. Cuando esté listo para servir, revolver las espinacas otra vez y tapar con el queso de cabra, las nueces de pecan, y las fresas.

Capítulo 3: Recetas para la cena

Pollo oriental

Calorías: 157

Lo que contiene
- Jengibre picado (4 rebanadas)
- Salsa de soja (2 cdta.)
- Col, tipo Pak Choi (1 cabeza)
- Champiñones rebanados (4)
- Pechuga de pollo (120 g.)

Cómo se hace
1. Es mejor usar una vaporera para hacer esto. Tomar un plato y poner la col, seguida por algo de salsa de soja, el jengibre, los champiñones, y luego el pollo encima.
2. Colocar esto en la vaporera y dejarlos al vapor durante diez minutos, o hasta que el pollo esté tierno y listo.
3. Dividir en dos porciones y servir.

Bacalao con limón

Calorías: 98

Lo que contiene
- Pimienta
- Vinagre balsámico (1 cda.)
- Tomates Cherry (6)
- Tallo de menta, picado (1)
- Jugo y cáscara de limón (1)
- Filete de bacalao (65 g.)

Cómo se hace
1. Dejar calentar el horno hasta los 320 grados. Arrancar suficiente papel de aluminio como para cubrir el pescado.
2. Añadir el pescado al papel aluminio y luego exprimir algo de jugo de limón por encima junto con la cáscara y la menta. Plegar el papel aluminio para asegurarte que los jugos no se salgan.
3. Ubicar los tomates y el vinagre sobre el pescado también y poner en el horno.
4. Luego de 12 minutos, el pescado debería estar cocinado, y puedes retirarlo del horno para enfriar antes de servir.

Chow Mein de vegetales

Calorías: 143

Lo que contiene
- Lima (1/2)
- Fideos Shirataki (150 g.)
- Salsa de ostras (1 cda.)
- Vinagre de vino de arroz (1 cda.)
- Salsa de soja (1 cda.)
- Zanahoria rebanada (1)
- Brócoli picado (125 g.)
- Pimiento rojo rebanado (1)
- Champiñones rebanados (125 g.)
- Aceite vegetal (1 cda.)

Cómo se hace
1. Mirar las instrucciones del paquete de fideos para saber cómo cocinarlos. Cuando están listos, separarlos a un lado.
2. Tomar una sartén y calentar el aceite dentro. Añadir los vegetales preparados y dejarlos cocinar por tres minutos. Añadir esto a los fideos.
3. Cubrir esta mezcla con la salsa de ostras, el vinagre, y la salsa de soja.

Dividir en dos porciones y servir con el exprimido de lima por encima.

Coctel de camarones

Calorías: 95

Lo que contiene
- Anillo de piña (1)
- Pimienta de cayena (2 pizcas)
- Hojas de lechuga cortadas (4)
- Mayonesa (1 cda.)
- Salsa dulce de chile (2 cdta.)
- Camarones pelados (10)

Cómo se hace
1. Tomar un pequeño bol y mezclar el chile dulce y la mayonesa para hacer tu condimento.
2. Ubicar la lechuga sobre el piso de dos platos.
3. En otro bol, combinar las piezas de piña con los camarones. Dividir esto en los dos platos con la lechuga.
4. Cubrir con el condimento y algo de paprika y cayena antes de servir.

Horneado de carne a la provenzal

Calorías: 123

Lo que contiene
- Hierbas italianas (2 cdta.)
- Dientes de ajo rebanados (2)
- Berenjena rebanada (1)
- Tomates picados (lata de 240 g.)
- Carne de res molida (60 g.)

Cómo se hace
1. Dejar calentar el horno hasta 320 grados. Mientras se está calentando, freír la carne molida con el ajo hasta que estén listos. Escurrir la grasa extra.
2. Añadir las berenjenas y freír durante un poco más. Mezclar las hierbas y los tomates.
3. Verter esta mezcla en un plato para hornear y colocar en el horno. Después de diez minutos, lo puedes retirar y dejar enfriar.
4. Dividir en dos platos y servir.

Quiche de verduras

Calorías: 185

Lo que contiene
- Sustituto de huevo líquido (1 cartón)
- Queso Monterrey Jack (3/4 taza)
- Granos de maíz (1/2 taza)
- Castañas de agua (1/4 taza)
- Floretes de brócoli (1 ½ taza)
- Queso parmesano (2 cda.)
- Galletas de agua desmenuzadas (6)

Cómo se hace
1. Dejar calentar el horno hasta 350 grados. Tomar un recipiente para muffins y aceitarlo.
2. Añadir el parmesano y las migajas de galleta en un pequeño bol. Hervir el brócoli por algunos minutos, luego escurrirlos y picarlos.
3. Añadir el queso, el maíz, la mezcla de galletas, las castañas, y el brócoli en cada taza de muffin. Verter por encima el sustituto de huevo.
4. Colocar esto en el horno y hornear por 20 minutos o hasta que esté listo.

Dejarlos reposar por unos minutos antes de servir.

Chile vegetal

Calorías: 220

Lo que contiene
- Agua
- Arroz integral (5 oz.)
- Crema agria para servir
- Judías verdes (5 oz.)
- Porotos riñón (14 oz.)
- Tomates picados (14 oz.)
- Champiñones rebanados (8 oz.)
- Comino molido (2 cdta.)
- Aceite de oliva (1 cda.)
- Chiles rojos picados (2)
- Dientes de ajo triturados (2)

Cómo se hace
1. Cocinar el arroz utilizando las instrucciones en la bolsa. Escurrir el agua y mantener el arroz tibio.
2. Saltear el chile y el ajo con algo de aceite durante algunos minutos antes de añadir los champiñones y el comino. Cocinar por algunos minutos más.
3. Añadir los porotos riñón, los tomates, y un poco de agua. Revolver y cocinar a

fuego lento por otros 10 minutos.

4. Finalmente, agregar las judías verdes y cocinar ppor otros 5 minutos para dejar espesar la salsa.

5. Dividir esta mezcla en cuatro tazones y servir con un cuarto del arroz y algo de crema agria en cada uno.

Envolturas de tofu

Calorías: 183

Lo que contiene
- Tofu (1/4 paquete)
- Ciruela cortada en cubos (1)
- Jugo de lima (1 cdta.)
- Aceite de oliva (1 cdta.)
- Aminos de coco (1 cdta.)
- Sal
- Pimienta blanca
- Lechuga romana (1 hoja)
- Brotes (1/4 taza)
- Pepino en rebanadas (2 cda.)
- Zanahoria rallada (2 cda.)

Cómo se hace
1. Tomar un bol y batir el jugo de lima, el aceite de oliva, y los aminos de coco. Añadir la ciruela y mezclarla en la salsa.
2. Despedazar el tofu en el bol y añadir el pepino y la zanahoria. Dejar marinar juntos estos ingredientes por al menos diez minutos.
3. Envolver estos ingredientes en la hoja de lechuga y servir con los brotes.

Tostada de cena

Calorías: 205

Lo que contiene
- Guacamole (1 cda.)
- Crema agria (1 cda.)
- Aceitunas negras
- Tomate picado (2 cda.)
- Lechuga picada (1/2 taza)
- Queso rallado (2 cda.)
- Tortilla de maíz blanco (1)
- Frijoles refritos (3 cda.)

Cómo se hace
1. Recostar la tortilla y esparcir los frijoles encima. Cubrir esto con algo de queso.
2. Dejar calentar el horno hasta 350 grados. Colocar la tortilla sobre una bandeja para hornear y colocarla en el horno para cocinar por unos minutos.
3. Cubrir esto con el guacamole, la crema agria, las aceitunas negras, el tomate, y la lechuga antes de servir.

Bol de batatas

Calorías: 215

Lo que contiene
- Frijoles negros escurridos (1/4 taza)
- Queso cottage (1/4 taza)
- Aderezo bajo en calorías (1 cda.)
- Ensalada de verduras picadas (1 ½ taza)
- Batata rebanada

Cómo se hace
1. Tomar una olla y añadir 2 tazas de agua. Agregar las rebanadas de batata y reducir un poco el calor.
2. Dejarlas cocinar por los próximos diez minutos. Escurrir el agua cuando haya pasado el tiempo.
3. Colocar las verduras en un bol con el aderezo y esponjarlos mientras se mezclan. Añadir las batatas y cubrir con los frijoles negros y el queso cottage antes de servir.

Tacos de atún

Calorías: 254

Lo que contiene
- Aceite vegetal (1 cda.)
- Mezcla condimento para taco (1 cda.)
- Ají chipotle (1 cdta.)
- Cilantro picado (3 cda.)
- Crema agria (0,33 taza)
- Cebollas verdes picadas (1 taza)
- Repollo morado rallado (2 tazas)
- Filete de atún (8 oz.)
- Tapas de taco, duras (4)

Cómo se hace
1. Para comenzar esta receta, tomar un bol y combinar el chipotle, el cilantro, la crema agria, y las cebollas verdes.
2. Ubicar el atún en un bol y añadir el condimento para taco. Calentar un poco de aceite en una olla antes de añadir el filete de atún. Cubrir y dejar cocinar hasta que alcance el punto de cocción deseado.
3. Bajar un poco el calor y añadir la

mezcla de crema agria. Cocinar para que se caliente, pero no permitir que llegue a hervir.

4. Agregar las tapas al microondas y calentarlas por 20 segundos. Añadir el atún y la crema agria a la mezcla.

5. Cubrir con el repollo morado antes de servir.

Spaghetti rústico

Calorías: 292

Lo que contiene
- Albahaca (1 puñado)
- Pimienta
- Aceitunas negras picadas (2 oz.)
- Alcaparras picadas (1 cda.)
- Tomates picados (14 oz.)
- Filetes de anchoa picados (4)
- Hojuelas de chile, secas
- Diente de ajo triturado (1)
- Aceite de oliva (1 cda.)
- Spaghetti (3,5 oz.)

Cómo se hace
1. Comenzar cocinando los spaghetti, siguiendo las instrucciones en el paquete.
2. Durante ese tiempo, calentar algo de aceite en una olla y añadir las anchoas, el chile, y el ajo. Cocinar por 4 minutos para que las anchoas comiencen a disolverse dentro de la mezcla.
3. Agregar las alcaparras, aceitunas, y tomates en este momento, antes de

apagar el fuego. Cocinar a fuego lento durante 20 minutos para ayudar a que la salsa se espese.

4. Escurrir la pasta y añadir nuevamente a la olla. Revolver con la salsa y la albahaca fresca. Servir caliente.

Capítulo 4: Recetas de Postres

Ensalada de frutas

Calorías: 50

Lo que contiene
- Frambuesas (1/4 taza)
- Arándanos (1/4 taza)
- Piña en cubos (0,33 tazas)
- Frutillas rebanadas (1/4 tazas)
- Sandía en cubos (1 taza)
- Melón en cubos (1 taza)

Cómo se hace
1. Comenzar preparando las frutas, y cortándolas en pedazos pequeños.
2. Mezclar toda la fruta y mantener en el refrigerador para cuando estés listo para comer.

Peras horneadas

Calorías: 50

Lo que contiene
- Azúcar moreno (1/4 cdta.)
- Jugo de limón (1 cdta.)
- Canela (1 cdta.)
- Mermelada para pastelillo (1 cdta.)
- Pera (1)

Cómo se hace
1. Dejar calentar el horno hasta 350 grados. Tomar una bandeja para hornear y cubrir con aerosol para cocinar.
2. Cortar la pera a la mitad, y retirar el centro y las semillas, dejando un pequeño pozo en el medio de ambas mitades. Ubicarlas en la bandeja para hornear.
3. Rociar un poco de jugo de limón en cada mitad de la pera y cubrir con la canela y el azúcar moreno.
4. Añadir un poco de la mermelada en cada mitad y luego colocar la bandeja en el horno. Hornear esto por 20

minutos o hasta que esté tierno.

Parfait de bayas

Calorías: 50

Lo que contiene
- Granola (1 cdta.)
- Yogur griego, natural (1 cda.)
- Frambuesas (1/4 taza)
- Frutillas rebanadas (1/4 taza)

Cómo se hace
1. En un bol pequeño, mezclar las frambuesas y las frutillas.
2. Ubicar el yogur en un tazón y luego colocar la fruta por encima. Espolvorear con la granola y servir.

Muffins de arándano

Calorías: 90

Lo que contiene
- Arándanos (1 taza)
- Salsa de manzana (1 cda.)
- Azúcar moreno (1/4 taza)
- Yogur griego (1/2 taza)
- Clara de huevo (1)
- Sal (1/4 cdta.)
- Polvo para hornear (1 cdta.)
- Harina de trigo integral (3/4 taza)

Cómo se hace
1. Dejar calentar el horno hasta 375 grados. Tomar un molde para muffins que pueda hacer 6 muffins y rociarlo con un poco de aceite.
2. En un bol mezclar la sal, el polvo para hornear, y la harina. En un segundo bol, batir la salsa de manzana con el azúcar moreno, el yogur, y la clara de huevo.
3. Cuando esto esté listo, lentamente verter los ingredientes húmedos en la mezcla de harina y combinar poco a poco. Luego agregar los arándanos,

4. Colocar la masa en el molde, dejando un poco de espacio arriba para que la masa se pueda expandir.
5. Colocar en el horno. Luego de 15 minutos, los muffins deberían estar listos, y puedes quitarlos del horno.
6. Dejar enfriar un rato antes de servir.

Granola de frutilla

Calorías: 91

Lo que contiene
- Agua (1 cda.)
- Vainilla (1 cdta.)
- Aceite de linaza (3 cda.)
- Néctar de agave (1/4 taza)
- Frutillas secas (2 tazas)
- Germen de trigo (1/2 taza)
- Avena (2 tazas)

Cómo se hace
1. Dejar calentar el horno hasta 275 grados. Tomar un bol mediano y revolver el germen de trigo junto con la avena.
2. Ahora tomar una olla y calentar el agua, la vainilla, el aceite de linaza, y el néctar de agave a calor mínimo. Llevar esto a fuego lento, pero no dejar hervir.
3. Verter esta mezcla encima de la mezcla de avena y revolver.
4. Tomar una bandeja para hornear y cubrirla con un poco de aceite. Añadir la mezcla de avena y esparcirla en la

bandeja antes de meterla al horno.

5. Después de 30 minutos, puedes agregar las frutillas y revolver un poco la granola. Hornear por otros 15 minutos antes de dejar enfriar y servir.

Budín de pan

Calorías: 125

Lo que contiene
- Vainilla (1 cdta.)
- Canela molida (1 cdta.)
- Azúcar moreno (1/4 taza)
- Pasas (1/4 taza)
- Leche (2 tazas)
- Claras de huevo (8)
- Salsa de manzana (2 cda.)
- Pan integral (6 rebanadas)

Cómo se hace
1. Dejar calentar el horno hasta 350 grados. Usar un poco de aceite en aerosol para preparar un plato para hornear.
2. Rasgar el pan y colocarlo en el piso del plato para hornear.
3. Tomar un bol y batir la leche, las claras de huevos, y la salsa de manzana. Luego revolver con la vainilla, la canela, el azúcar, y las pasas.
4. Verter esto encima del pan. Usar un tenedor para presionar el pan en el

líquido y luego colocarlo en el horno.

5. Luego de 45 minutos, el pan estará bien y dorado, y puedes quitarlo del horno. Dejar enfriar por un rato y disfruta.

Crocante de manzana

Calorías: 155

Lo que contiene
- Granola (1/4taza)
- Néctar de agave (4 cdta.)
- Cáscara de limón, rallada (1 cdta.)
- Yogur griego natural (2 cda.)
- Canela
- Jengibre (1/4 cdta.)
- Azúcar moreno (1 cda.)
- Manzanas rebanadas (2)
- Aceite de coco (1 cda.)

Cómo se hace
1. Tomar una sartén y derretir el aceite de coco. Añadir las rebanadas de manzana a la sartén caliente y cocinar por unos minutos.
2. Ahora añadir la canela, el jengibre, y el azúcar, y continuar cocinando hasta que las manzanas estén cocidas.
3. Mientras las manzanas se cocinan, tomar un bol y combinar el yogur junto con la cáscara de limón. Batirlos hasta que estén ligeros y esponjosos.

4. Cuando tus manzanas estén listas. Dividir la mezcla en 4 cuencos. Cubrir con media cucharada del yogur y un poco del néctar de agave.
5. Espolvorear la granola por encima y disfrutar.

Waffles franceses tostados

Calorías: 256

Lo que contiene
- Rebanadas de pan (4)
- Nuez moscada molida
- Canela (1/2 cdta.)
- Vainilla (1 cdta.)
- Azúcar (1 cda.)
- Leche (1/2 taza)
- Huevos batidos (2)

Cómo se hace
1. Tomar una wafflera y rociar con un poco de aerosol para cocinar, antes de calentar.
2. En un bol, batir la nuez moscada con la canela, la vainilla, el azúcar, la leche, y los huevos hasta que estén bien mezclados.
3. Sumergir el pan en esta masa, asegurándote de cubrir ambos lados.
4. Ubicar la rebanada de pan en la wafflera y cocinar por 7 minutos hasta que esté dorado. Continuar hasta que todos los panes estén listos y luego

servir.

Buñuelos de manzana

Calorías: 252

Lo que contiene
- Jugo de limón (2 cda.)
- Azúcar impalpable (1/2 taza)
- Manzana picada (1/2 taza)
- Huevo (1)
- Canela (1/2 cdta.)
- Harina común (1/2 taza)
- Harina integral (1/4 taza)
- Sal
- Azúcar (2 cda.)
- Margarina en rebanadas (2 cda.)
- Agua tibia (1 ½ cda.)
- Levadura activa seca (1/4 paquete)
- Leche (1/4 taza)

Cómo se hace
1. Calentar la leche en una cacerola hasta que esté hirviendo. Mientras la leche se está calentando, añadir la levadura al agua tibia y dejarla hacer espuma por 5 minutos.
2. En un bol revolver la sal, el azúcar, y la

margarina. Cuando esto está listo, verter la leche caliente y dejar derretir la margarina. Revolver con toda la harina integral, el huevo, la canela, y la mezcla de levadura hasta que esté bien mezclado.

3. Ahora añadir la harina común y convertir la mezcla en una masa. Colocar esto sobre la mesada y amasar por algunos minutos.

4. Agregar algo de aceite a un bol, antes de agregar la masa. Cubrir con un repasador limpio y dejar levar por 90 minutos.

5. Cuando esto está listo, golpear y amasar dentro las manzanas preparadas. Dividir en cuatro porciones y armar con cada parte una esfera.

6. Ubicarlas en una bandeja para hornear y dejarlas levar por una hora.

7. Dejar calentar el horno hasta 350 grados. Ubicar la bandeja en el horno y hornear durante los próximos 15 minutos.

8. Mientras la masa se está horneando, mezclar el jugo de limón y el azúcar

impalpable para hacer un glasé.

9. Sacar los buñuelos del horno y pincelar con el glasé mientras se enfrían.

Conclusión

Gracias por llegar al final de este libro, esperamos que haya sido informativo y te haya provisto de todas las herramientas que necesitas para alcanzar tus objetivos, cualquiera que estos sean.

El próximo paso es comenzar el plan dietario 5:2. Este plan dietario está hecho para encajar con tu horario y ayudarte a perder el peso que quieres, sin tener que seguir fórmulas complicadas o tener que contar cada caloría que consumes. Muchas personas encuentran que este puede ser un plan dietario simple de seguir, una vez que se acostumbran al horario y cuando pueden encontrar las recetas perfectas para ayudarlos con los días de ayuno y los días de no ayuno.

Anda y prueba las recetas en este libro.

Solo necesito un PEQUEÑO favor de tu parte, ¿crees que puedas ayudarme?

ANTES DE IRSE

Vea esta sorprendente oferta.

Parte 2

Introducción

¿Qué es ayuno intermitente?

Cuando hablamos de ayuno intermitente nos referimos a un régimen dietético que le permite administrar los períodos de tiempo que come y ayuna en el lapso de 24 horas de un día. No dicta el tipo de alimento que se espera que consuma, sin embargo, describe en qué periodo de tiempo puede consumirlos.

Múltiples enfoques de ayuno intermitente están disponibles; el proceso se centra en dividir sus días en períodos consecutivos de ayuno o comida. Como seres humanos, la inclinación natural del cuerpo es ayunar mientras dormimos. Para facilitar el proceso de ayuno intermitente, simplemente debe prolongar su ayuno después de que haya despertado.Esto se puede lograr eliminando el desayuno de su dieta, lo cual indicaría que su primera comida estaría programadaal mediodía y la última, aproximadamente, a las 8 pm.Este popular enfoque intermitente se conoce como el método 16/8. Minimiza su período de alimentación total a 8 horas y extiende su período de ayuno a 16 horas por día.

Durante el período de ayuno es aceptable ingerir suplementos y bebidas no calóricas, esto ayuda a reducir el impulso del hambre que algunos pueden tener. Durante el período inicial, el "hambre" plantea un problema porque su cuerpo está aprendiendo a adaptarse.Dependiendo de su cuerpo, puede manejar algunas formas de ayuno intermitente que le permitirán pequeñas porciones de alimentos bajos en calorías durante el período de ayuno. Independientemente de lo tedioso que parezca este proceso, es bastante simple, y los beneficios reportados son excelentes.

Breve historia sobre el ayuno
El ayuno es una herencia probada y comprobada que ha resistido no solo el tiempo, sino también las culturas y las religiones. El ayuno se usa para prevenir y

curar múltiples condiciones de salud, incluida la osteoporosis, la mejora de la salud inmunológica, la pérdida de peso, la concentración y el Alzheimer. A lo largo de la historia, el ayuno ha sido considerado como una de las tradiciones curativas más efectivas.

El ayuno siempre es un tema controvertido ya que las personas asocian automáticamente el proceso con la inanición. Cuando, de hecho, los dos métodos están en el otro extremo del espectro. El proceso de ayuno se planifica y controla, mientras que la inanición es una ocurrencia incontrolada. Las personas hambrientas no están seguras de sus comidas o incluso de los medios para obtener esa comida. El ayuno, sin embargo, es un compromiso sobre el que se puede actuar ya sea por razones de salud, espirituales o de limpieza. Los dos conceptos no deben compararse entre sí porque el proceso de ayuno puede realizarse durante un período determinado que puede abarcar desde un día hasta meses.

En todo el mundo, el ayuno se distingue como una de las mejores prácticas tradicionales para la curación. Hipócrates de Cos acuñó el concepto de medicina contemporánea. Su diagnóstico generalmente se remedió con el consumo de vinagre de manzana o la práctica del ayuno. Él cita: "Comer cuando uno está enfermo, es alimentar esa enfermedad". Plutarco, otro antiguo escritor / historiador griego, expresó un sentimiento similar. Citando: "En lugar de usar la medicina, es mejor ayunar". Otros filósofos griegos, como Platón y Aristóteles (su aprendiz) también fueron defensores del proceso de ayuno.Los antiguos griegos observaron que la naturaleza y nuestro entorno natural a menudo reflejaban nuestros patrones de comportamiento y acciones. Por ejemplo, cuando estamos enfermos, la reacción inmediata del cuerpo es hacer que perdamos el apetito. La misma tendencia es notable en los animales cuando están enfermos. Esta es la noción detrás de la frase "médico interno", esta respuesta automática que nuestros cuerpos, tanto humanos como animales, desencadenan cuando no gozamos de buena salud. Piense en la última vez que estuviste enfermo, ¿qué fue lo último en lo que pensabas? La respuesta es: comer bien, lo que sugiere que nuestra anatomía está programada para combatir enfermedades a través del método del ayuno.

Se percibió que el ayuno mejora la capacidad de las funciones cognitivas. Trate de recordar sus comidas de Acción de Gracias. Cuando esté disfrutando de su pavo, col rizada, macarrones con queso, maíz tostado, papas y todos los otros productos que se encuentran en su plato. ¿Cómo te sientes generalmente después? ¿Estás lleno de energía o estás más letárgico y mentalmente cansado? Por lo general te sientes cansado, ¿verdad? Esto sucede debido a que parte del flujo de sangre que generalmente se envía al cerebro se desvía al sistema digestivo para ayudar a su cuerpo a procesar el envío masivo de alimentos que acaba de enviar. En este estado, se diría que se encuentra en un "coma alimenticio".

Hoy en día, la mayoría, si no todos, los grupos religiosos practican el ayuno como parte de su viaje espiritual. Los beneficios terapéuticos del ayuno no solo están sujetos a ganancias espirituales, sino también mentales y físicas. Los beneficios del ayuno se describen en las enseñanzas de muchos profetas, entre ellos Jesucristo, Mahoma y Buda, quienes tenían una noción mutua de los efectos curativos del ayuno. Este viaje espiritual a menudo representa un período de purificación y expiación; el ayuno representa la restauración espiritual que permite a los individuos deshacerse de sus depravaciones y fortalecer su compromiso. A lo largo de diversas culturas y religiones, el avance del ayuno se desarrolló principalmente para adaptarse a sus creencias y prácticas individuales. La práctica no pretende dañar al individuo que lleva a cabo el acto, sino revitalizar su cuerpo, mente y espíritu.

Como budista, generalmente consumes alimentos principalmente en la mañana, ya que muchos de los seguidores estarían en ayunas desde el mediodía hasta la hora de la comida a la mañana siguiente. También participaron en varios ayunos de agua (solo consumiendo agua) durante días y, en algunos casos, semanas. Los cristianos de la época ortodoxa griega también siguieron una variedad de ayunos que envolvieron hasta 200 días de cada año.

El ayuno también ha sido un factor importante en la comunidad musulmana, particularmente en el mes sagrado de Ramadán, donde se espera que los seguidores ayunen diariamente desde el amanecer hasta la puesta del sol. También es importante tener en cuenta que el profeta Mahoma alentó el ayuno con una frecuencia de dos veces por semana los lunes y jueves. Sin embargo, el mes de Ramadán es, con mucho, el punto de referencia más popular cuando se trata de ayunar en el Islam. Durante este tiempo, toda comida y bebida están prohibidas hasta después del atardecer cada día. Sorprendentemente, los estudios han demostrado que, aunque pasan tantas horas sin comer, su ingesta calórica diaria tiende a alcanzar un pico significativo durante el Ramadán. Se sospecha que esto se debe a un "atracón" durante las horas posteriores a la puesta del sol, y antes de la salida del sol, se permite la comida, lo que revierte cualquier beneficio nutricional que el período de ayuno podría haber tenido en sus cuerpos.

Por lo tanto, está claro que la idea detrás del ayuno ha existido durante años, y se sabe que sirve para varios propósitos a lo largo de varios ámbitos de la vida, tanto para beneficios nutricionales como espirituales. El ayuno, a lo largo de los años, ha seguido evolucionando y ahora es una herramienta poderosa que se utiliza para ayudar a lograr una vida más sana y más saludable.

¿Cómo funciona el ayuno intermitente?

Los antecedentes y la historia del ayuno han proporcionado una comprensión del proceso. Vamos a profundizar en la "carne de la materia" que le proporciona una idea de por qué y cómo debe considerarse el ayuno intermitente.

El ayuno intermitente le permite estructurar y trabajar para alcanzar sus aspiraciones. Por ejemplo, la pérdida de peso, se observa que menos calorías consumidas se correlacionan con la pérdida de peso. Durante el período de su ayuno, la ingesta de calorías se reduce significativamente, porque la ventana de tiempo para comer también se ha reducido. Fomenta una mejor adaptabilidad a la insulina y un aumento de la secreción de la hormona de crecimiento, dos componentes vitales para la pérdida de peso y la ganancia muscular. Esta práctica le ayudará no solo a perder peso sino a mantener su peso, que es el camino hacia su meta.

Durante el proceso, te darás cuenta de cómo todo entra en perspectiva. Se dará cuenta de que no solo se logra su objetivo de pérdida de peso, sino también todos los demás objetivos a medida que ve que sus tareas y comportamientos diarios se vuelven más simples. El proceso elimina la necesidad de preparaciones de comida (qué, cuándo y dónde comer). Lo que también inevitablemente podría hacer que ahorre más gracias a su reducida dieta.

Ahora tiene tiempo para concentrarse en otras actividades en lugar de contemplar tres o más comidas por día, con el método 16/8 solo se requiere que prepare dos comidas. Este método ahora le permite disfrutar de porciones más grandes haciendo que su estómago y sus papilas gustativas se repliquen a la vez que consume menos calorías. Ahora, recapitulemos, en lugar de romper varias veces al día para comer, ahorra una cantidad considerable de tiempo y energía. Reducción global de los costes asociados de limpieza y desplazamiento.

Capítulo 1: ventajas del ayuno intermitente

Insta a perder peso

La ventaja más profunda del ayuno intermitente se debe a cómo aumenta la capacidad de su cuerpo para quemar grasa y ayudar a las personas a mantener su peso y construir un mejor físico. Se considera que el ayuno intermitente es más adaptable que la mayoría de las estrategias de dieta, ya que elimina los factores de tener que hacer un seguimiento del número de calorías por comida.

El ayuno intermitente esencialmente obliga a su cuerpo a agotar la grasa que había almacenado previamente para obtener energía; gracias a esto el proceso de quema de grasa es acelerado, lo cual causa la pérdida de peso porque su cuerpo utiliza azúcar (glucosa), que es la fuente principal de energía de nuestro cuerpo cuando come, luego almacena lo que no se absorbe en el hígado y los músculos como glucógeno.

Cuando nuestro cuerpo se ve privado de un suministro constante de glucosa, se ve obligado a descomponer las reservas de glucógeno y utilizarlo como fuente de combustible. Después de lo cual su cuerpo buscará una nueva fuente de energía (generalmente sus células de grasa). Estas células de grasa se descomponen para ayudar a su cuerpo a producir energía.

Ayuda a regular el nivel de azúcar en la sangre

Cuando los carbohidratos se consumen, el cuerpo los convierte en azúcar (glucosa) en el torrente sanguíneo. La insulina es la hormona responsable de transferir la glucosa del torrente sanguíneo a las células para utilizarla como fuente de energía.

Cuando el cuerpo sufre de enfermedades como la diabetes, no produce la insulina adecuadamente, lo que provoca niveles elevados de glucosa en la sangre (diabetes). Esto deja al cuerpo con complicaciones como sed, micción frecuente y fatiga.

El análisis del ayuno intermitente ha revelado hallazgos que indican que su cuerpo mejora con el proceso, ya que regula los niveles de azúcar en la sangre, deteniendo los picos y los choques.

Cuida tu corazón

Una de las ventajas más profundas del ayuno intermitente es el efecto que tiene en el corazón. Los hallazgos han indicado que el proceso se ha correlacionado con la reducción de las complicaciones de la enfermedad cardíaca.

Un estudio del proceso mostró la gran influencia que tuvo el ayuno sobre factores directamente relacionados con la salud del corazón. Observaron niveles elevados de colesterol HDL bueno y una disminución de los niveles de colesterol LDL y triglicéridos malos.

Un estudio en animales revisado en Nutritional Biochemistry Journal mostró que el ayuno intermitente produjo un aumento en los niveles de adiponectina, la proteína que ayuda al procesamiento de los azúcares,se dice que están a la defensiva en la prevención de paros cardíacos y enfermedades cardíacas. Uno de los estudios en ratas notó que los que ayunaban tenían un 66% más de probabilidades de sobrevivir a un ataque cardíaco que los de una dieta regular.

Disminuye los niveles de inflamación

La inflamación es la respuesta del cuerpo a una infección o lesión. La inflamación crónica, sin embargo, puede resultar en una enfermedad crónica. Los investigadores han determinado que la inflamación puede estar relacionada con afecciones crónicas como la obesidad, la diabetes, las enfermedades del corazón y el cáncer.

Un estudio de 50 individuos que participan en Ramadán se publicó en la revista Nutrition Research. Los resultados indicaron que los niveles de algunos marcadores de inflamación en los participantes disminuyeron durante el ayuno. En 2015, otro estudio reveló que la duración más prolongada del ayuno nocturno estaba directamente relacionada con la disminución de los marcadores de inflamación.

Se ha observado que se necesitan estudios más profundos en el área, pero los estudios disponibles han descubierto evidencia suficiente para determinar que el ayuno intermitente podría ayudar con la reducción de la inflamación y otras enfermedades crónicas.

Protege el cerebro

El ayuno intermitente no solo ha demostrado mejorar sus posibilidades de contraer enfermedades crónicas como enfermedades cardíacas, diabetes y obesidad. Otros estudios sobre el ayuno intermitente han indicado que posiblemente podría proteger la salud de su cerebro.

Un estudio en animales reveló que el ayuno intermitente mejoró las funciones cognitivas y proporcionó protección contra los cambios en la memoria y la función de aprendizaje en comparación con un grupo controlado.

Además, los investigadores han observado que los efectos antiinflamatorios del ayuno intermitente pueden mejorar las funciones cerebrales, lo que puede reducir el progreso de enfermedades como el Parkinson, el Alzheimer y la demencia.

Reduce los antojos

La hormona responsable de controlar el hambre se llama leptina. Se produce cuando las células de grasa envían una señal a nuestro cuerpo que le indica que deje de comer. El nivel de leptina en el cuerpo determina el hambre. Cuando los niveles bajan, tu cuerpo siente hambre y aumentan, te sientes lleno.

Las personas obesas generalmente tienen niveles más altos de leptina en sus cuerpos, esto ocurre porque la producción de esta hormona es primaria en las células grasas del cuerpo. Si el cuerpo produce una cantidad excesiva de leptina, puede hacer que el cuerpo sea resistente a las señales que le notifican al cuerpo que deje de comer.

Un estudio de 80 individuos cuyos niveles de leptina se midieron durante un ayuno intermitente reveló que los niveles hormonales se volvieron más bajos durante la noche, lo que significa que tienden a tener más hambre durante la noche. Esto indica que comer durante todo el día y ayunar por la noche podría traducirse en una reducción de las ganas de hambre, lo que conduce a una mayor pérdida de peso.

Capítulo 2: precauciones

Al igual que con cualquier cosa en la vida, el ayuno intermitente, aunque es gravemente beneficioso para su salud, también tiene sus inconvenientes. Como tal, puede no ser tan beneficioso para ciertas personas. Aquí hay algunas precauciones a tener en cuenta cuando se considera el ayuno intermitente.

Revisar el nivel de azúcar en su sangre antes de empezar con el ayuno intermitente

Es importante que se tome el tiempo para controlar el nivel de azúcar en la sangre antes de decidir considerar un ayuno intermitente. Si sufre de niveles bajos de azúcar en la sangre o diabetes, comer regularmente es una parte vital para mantenerse saludable. Debido a esto, pasar largos períodos de tiempo sin comer puede llevar a niveles de azúcar en la sangre drásticamente bajos que pueden dar lugar a complicaciones de salud peligrosas como fatiga, temblores y palpitaciones del corazón. Como tal, es importante que consulte a su médico antes de sumergirse en el ayuno intermitente para ver si es adecuado para usted.

Examinar su historia dietética

Se recomienda que evite el ayuno intermitente si ha sufrido trastornos alimentarios en el pasado. Independientemente de cuándo fue, ya sea cuando era un adolescente o recientemente en la edad adulta, no comer durante largos períodos puede desencadenar síntomas de una alimentación poco saludable y hacer que retroceda en un espacio negativo.

Considerar su edad

Se aconseja a los niños y adolescentes que eviten hacer ayunos intermitentes. Como niño, su principal preocupación debe ser mirar hacia un futuro saludable y seguro.

Como tal, realmente no habría necesidad de que realicen ayunos extremadamente largos. En su lugar, haga que se enfoquen en alcanzar sus objetivos nutricionales sugeridos cada día.

Evitarlo si está enfermo

Cuando estás enfermo, tu cuerpo necesita obtener un flujo constante de nutrientes para curarse; por lo tanto, empezar un ayuno intermitente puede retrasar el proceso de curación.

El ayuno intermitente puede ser problemático para las mujeres

Cuando se trata del ayuno intermitente, hay muchos factores que las mujeres deben considerar. Vamos a empezar con lo obvio. Las mujeres embarazadas o en período de lactancia deben evitar el ayuno intermitente, ya que al limitar la cantidad de veces que come, también pondría un límite a la cantidad de nutrientes que proporciona a su bebé por nacer.

Entonces, en lugar de ayunar, considere comer una dieta balanceada que le brinde la cantidad adecuada de nutrientes necesarios para mantener un embarazo saludable.

Ahora por la parte que puede ser menos obvia. El ayuno intermitente a largo plazo puede provocar problemas hormonales que pueden provocar problemas con el control del peso, la regulación de los ciclos de la menstruación, el embarazo, la menopausia, la pubertad, el crecimiento del vello y el cutis, entre otros. Como tal, si opta por hacer un ayuno intermitente, considere hacerlo solo unos pocos días a la semana, en lugar de hacerlo una rutina diaria.

Evitarlo si tienes problemas con la vesícula biliar

Existe la posibilidad de que el ayuno pueda aumentar los riesgos asociados con los problemas de la vesícula biliar. Debido a esto, si tiene antecedentes de enfermedad por cálculos biliares, puede que no sea prudente hacer el ayuno intermitente.

El ayuno intermitente puede afectar la tiroides

Como se mencionó anteriormente, el ayuno intermitente puede alterar las hormonas, lo que incluye las hormonas reguladoras de la tiroides. Como tal, si tiene un historial de problemas de tiroides, puede que este no sea el plan para usted.

1) Si eres adicto al gimnasio debes evitar el ayuno intermitente

¡Está bien! A pesar de todos los conceptos erróneos que escuchas, debes tener cuidado si estás considerando el ayuno intermitente siendo un adicto al gimnasio. Las personas que son extremadamente activas pueden lanzar sus cuerpos en shock mientras ayunan de forma intermitente, ya que su cuerpo necesita nutrientes antes de ejercitarse y después de reponerse. Por lo tanto, si elige participar en un ayuno intermitente mientras está físicamente activo, trate de tomarse las cosas con calma en el gimnasio los días en que está ayunando y asegúrese de mantenerse hidratado. Sin embargo, si planea un ayuno de más de 72 horas, se recomienda enfáticamente que límite su actividad física.

Capítulo 3: tipos de ayuno intermitente

Ahora que hemos explorado un poco de la historia del ayuno intermitente, las ventajas y las precauciones, analicemos un poco más explorando algunas de las diferentes tipos de ayuno.

El ayuno de 12 horas

La primera categoría que exploraremos es el ayuno de doce horas. Como su nombre indica, se trata de ayunar durante 12 horas consecutivas en un día. Sé que suena difícil, pero honestamente no lo es. Entonces, ¿estás listo para ir a ayunar por doce horas completas?

Antes de que empieces a entrar en pánico, deja de pensar tanto en esto. El promedio duerme entre 7 y 9 horas diarias, lo que significa que solo habrá de 3 a 5 horas adicionales que necesitaría para ayunar.

¡Eso es correcto! Las horas que duermes cuentan para tu ayuno. Por lo tanto, pensando en un día típico, esto puede incluso estar cerca de la rutina que tiene actualmente.

Un día típico en un plan de ayuno de doce horas implicaría despertarse alrededor de las 7 am para disfrutar de una comida completa para el desayuno, y luego cenar a las 7 pm como la comida final del día. Entre las 7 am y las 7 pm, lo mejor que puedes hacer es tratar de mantenerte ocupado. Cuando tu mente está ocupada, tu cuerpo tiende a olvidarse de la comida. Entonces, si trabajas las horas típicas de 9 am a 5 pm, esta sería la oportunidad perfecta para envolverte en el trabajo. Otra forma de hacer que las horas pasen rápido es intentar dormir un poco.

¿Cómo puedes estar seguro de que funciona?

Este plan de ayuno de doce horas se probó inicialmente en un estudio con cuatro grupos de ratones. El estudio evaluó cómo se vio afectada la pérdida de peso al utilizar esta variación de ayuno intermitente versus comer normalmente. Los cuatro grupos diferentes de ratones fueron alimentados con la misma cantidad de calorías cada día, lo que les permite comer a diferentes intervalos. Los dos grupos que se destacaron en términos de resultados fueron el que se probó en el ayuno intermitente de 12 horas y el grupo que comió cuando quisieron.

El grupo que comió durante una ventana de 12 horas y ayunó durante las 12 restantes experimentó la tasa de pérdida de peso más exitosa, ya que cuanto más rígidos estaban con esta estructura, más perdían. Por otro lado, el grupo al que se le permitió comer en horas aleatorias del día en realidad aumentó de peso, aunque ambos grupos consumieron la misma cantidad de calorías. A partir de estos resultados, los investigadores pudieron concluir de manera segura que la pérdida de peso era más eficiente cuando se seguía un plan de ayuno intermitente rígido.

- **¿Para quién está recomendado este plan?**
Casi cualquier persona puede experimentar el éxito con el plan de ayuno de doce horas; sin embargo, generalmente se recomienda a personas que son nuevas en el mundo del ayuno intermitente. Esto se debe en gran parte al hecho de que es extremadamente similar a las horas de una dieta promedio fuera de un ayuno, lo que facilita su adaptación. La idea es apegarse a la cantidad recomendada de calorías relacionadas con una dieta saludable en la ventana de tiempo específica, y luego ayunar durante las horas restantes para permitir que su cuerpo convierta la energía de las células grasas. Tan pronto como se acostumbre a la idea de la ciencia

detrás del ayuno intermitente, puede comenzar a explorar otras categorías de ayuno.

La ventana de 8 horas (protocolo 16/8)

Si ha estado usando el ayuno de doce horas y quiere llevar sus resultados a otro nivel, entonces el plan de la ventana de ocho horas, también conocido como el protocolo 16/8, puede ser la categoría para usted. Ahora, es importante que entienda que este plan será aún más rígido y posiblemente más difícil de mantener que el plan de doce horas. Sin embargo, si puede hacer el esfuerzo y seguir el plan, su recompensa será inolvidable.

Como sugiere su nombre, este plan implica consumir su dosis calórica diaria recomendada con una ventana de ocho horas y luego ayunar durante las dieciséis horas restantes del día. Un buen ejemplo de esto sería una persona que come su primera comida al mediodía y luego su última comida para ese día a las 8PM. Este ciclo se repetirá cada día que permanezca en este plan de ayuno intermitente. Este plan es un poco más difícil de mantener, pero es tan efectivo como las doce horas iniciales, y se ha comprobado científicamente que ayuda a prevenir la obesidad, la diabetes y las enfermedades hepáticas.

- **Seleccionando las mejores horas para comer**
  Tendrá que encontrar la mejor ventana para comer según su estilo de vida actual. Sin embargo, aquí hay algunas de las ventanas populares del plan de ventanas de ocho horas que puede usar como base para crear la suya:
  a) Consuma su primera comida a las 7AM, no ingiera más alimentos y comience su ayuno a las 3pm.
  b) Consuma su primera comida a las 11 am, no ingiera más alimentos y

comience su ayuno a las 7 pm.

c) Consuma su primera comida a las 2 pm, no ingiera más alimentos y comience su ayuno a las 10 pm.

d) Consuma su primera comida a las 6 pm, no ingiera más alimentos y comience su ayuno a las 2 am.

Solo tú puedes seleccionar el mejor plan para ti. Siempre es mejor seleccionar las horas que ya están vinculadas a su programa actual, ya que esto hará que le resulte más fácil seguir con su selección a largo plazo. Recuerda la estructura y tu organización resultara en el éxito.

El plan 5:2

La siguiente categoría que exploraremos es un poco diferente de las que hemos atravesado. Este plan se enfoca en la variación de los "días de ayuno" en lugar de las "horas de ayuno". Esencialmente, el plan le permite comer normalmente durante 5 días de la semana y agotar su ingesta calórica a solo el 25% de sus necesidades calóricas para los 2 restantes.

Sin embargo, comer normalmente no significa 5 días llenos de pollo frito, hamburguesa y pizza, ya que lo que usted come en estos 5 días hará o deshará el número que ve en la balanza cada semana. En su lugar, trate de mantener una dieta saludable y equilibrada en todo momento.

- **¿Cómo comer en los dos días de ayuno?**
  A diferencia de los otros planes de ayuno cubiertos en este plan, no hay un tiempo real en el que se vea obligado a abstenerse de comer. A pesar de que los días se llaman "días de ayuno", aún debe comer. Sin embargo, lo que consumes sería diferente a los otros días, ya que tu asignación de calorías es significativamente menor.

Hay dos patrones de comidas populares que se usan para los "días de ayuno". Estos son:

a) Consumir 3 comidas pequeñas para el día: un desayuno pequeño, un almuerzo o una merienda pequeña y una cena pequeña.

b) Saltarse una comida y solo comer 2 comidas un poco más grandes durante el día.

Es importante que su asignación de calorías se use sabiamente, especialmente en estos días, ya que la asignación es generalmente tan baja como 600 calorías por día de ayuno para los hombres y 500 calorías por día de ayuno para las mujeres. Enfóquese en alimentos bajos en calorías que sean ricos en proteínas, altos en fibra y extremadamente nutritivos.

La siguiente es una lista de alimentos que pueden considerarse para sus días de ayuno:

a) Grandes porciones de verduras
b) Bayas y yogurt orgánico.
c) Huevos
d) Pescado (preferiblemente a la parrilla)
e) Carne magra (preferiblemente a la parrilla)
f) Arroz De Coliflor
g) Sopas de verduras
h) Ramen bajo en calorías
i) Café (preferiblemente negro)
j) Té (sin azúcar o con edulcorante natural bajo en calorías)
k) Agua

Tener en cuenta que estas son todas sugerencias y usted puede crear sus propias selecciones bajas en calorías basándose en ellas. Entonces, mezcle y combine para encontrar el mejor plan de comidas para usted en estos 2 días. Siempre y cuando se adhiera a la restricción de calorías, y tome sus decisiones teniendo en cuenta el valor nutricional, estará bien.

Ayunar alternando días

Al igual que el plan 5: 2, el ayuno alternando días implica la variación de los "días de ayuno" y los "días de alimentación". Como lo sugieren los nombres, este plan le permite comer "normalmente" en un día, agotando su ingesta calórica a solo el 25% al día siguiente, luego se repite para crear un ciclo de alimentación.

Como era de esperar, usted desea mantener sus comidas nutritivas y bajas calorías en sus "días de ayuno" obteniendo sus calorías principalmente de grasas saludables, proteínas magras y verduras. Evite los alimentos con alto contenido de almidón y cualquier producto con azúcares refinados. Comer así asegurará que alcances el máximo nivel de pérdida de peso.

Beneficios del plan de ayuno

Se ha comprobado que el plan de ayuno alternando días brinda una amplia gama de beneficios que incluyen:

a) Aumentar la tasa de pérdida de peso que a su vez combate la obesidad.
b) Reducir el riesgo de diabetes tipo 2
c) Promover la salud cardiovascular
d) Ayudar a la regulación de los niveles de presión arterial.

La lista de beneficios podría continuar, y no habrá un final para lo que puede lograr cuando se abrocha el cinturón y se adhiere a este plan.

Lo mismo se puede decir de cualquiera de los planes de ayuno intermitente cubiertos en este capítulo. Por lo tanto, independientemente del plan, opta por seguir recordando esa estructura, y la organización siempre será la clave de su éxito. Ahora es el momento de explorar algunos consejos y trucos que te ayudarán a mantenerte motivado a lo largo de tu viaje.

Capítulo 4: consejos, trucos y motivaciones

¿Te estás volviendo loco? ¡Para! ¡No te hagas eso a ti mismo! Deje de preguntarse si puede ayunar 9 horas en lugar de 12 o pensar que está bien escabullirte con una manzana durante el ayuno. Después de todo, es una manzana, ¿verdad? ¿Qué son unas horas, verdad? ¡Incorrecto! Realmente no se trata de las horas o incluso de la manzana; es lo que representa. Nuestros cuerpos son máquinas complejas que aprenden a adaptarse con la repetición. Por lo tanto, no es tan inofensivo o simple como crees que puede ser. ¡Sin embargo, tampoco es algo para golpearte! Tu primer paso para tener éxito en este viaje es aprender a relajarte.

Este plan de dieta no es de ninguna manera negro y blanco. Está bien desayunar un día y luego decidir no desayunar al día siguiente. Todo depende de lo que estés tratando de lograr en última instancia. Si lo que busca es un rendimiento atlético óptimo, entonces se necesitará un horario y una dieta más rígidos, pero, en su defecto... ¡relájate! ¡Deja de estresarte con los detalles! Simplemente salte sobre el caballo y siga avanzando en el camino a convertirte en una persona más saludable. La perfección nunca debe confundirse con el enemigo de "hacer el bien", ahora tendrá días perfectos, pero su mejor esfuerzo siempre será lo suficientemente bueno, incluso si no tiene ganas. En esos días en los que honestamente se encuentra luchando para continuar su viaje, intente utilizar uno o más de estos populares consejos y trucos para motivarse.

Comience a caminar

Lo creas o no, incluso las caminatas de baja intensidad pueden ser útiles en esas frustrantes mañanas de ayuno. Estas caminatas pueden ayudarlo a tranquilizarse, para que pueda prepararse para el día siguiente. Lo mejor de todo es que ayuda a aumentar la velocidad a la que tu cuerpo quema grasa. Lo ideal es que salga a caminar a primera hora de la mañana, pero si no puede, otra hora del día también funcionará.

No se presione demasiado durante los días de ayuno

Si decides ejercitarte en los días en que ayunas, será vital que escuches lo que tu cuerpo te está diciendo. Hacer ejercicio puede ser difícil mientras ayunas, ya que tiendes a sentir mareos y falta de energía para impulsar el rendimiento. Si descubres que empiezas a experimentar esto, asegúrate de estar completamente hidratado y de que mientras estés en tus "ventanas de alimentación" estés alcanzando la cantidad correcta de calorías que debes consumir para tu índice de masa corporal específico. Si es así, evalúe qué es lo que está comiendo para alcanzar esta marca calórica. Desea asegurarse de que la mayoría de sus calorías provengan de grasas saludables y proteínas.

Prepárese para ser criticado durante el desayuno

Es posible que se produzcan algunos accidentes con personas negativas o incluso con familiares que consumen abundantes desayunos y creen que deberían convencerlo de que habitualmente haga lo mismo. Todo esto se debe a la manera en que hemos sido criados. Muchos de nosotros hemos crecido escuchando que "El desayuno es la comida más importante del día". Debido a esto, hay mucha gente que no entenderá por qué ha decidido saltarse el desayuno y comenzar a comer a la hora del almuerzo, por ejemplo. Sin embargo, cuando esto suceda, manténgase firme y recuérdese la ciencia detrás de esa afirmación.

La palabra "desayuno" (breakfast en inglés) es el término usado para identificar la primera comida del día, la comida que "rompe (break) el ayuno (fast)". Aunque con los años se ha convertido en la norma para ser la comida de la mañana, no tiene que ser consumida particularmente en la mañana. Entonces, recuérdese esto la próxima vez que se encuentre considerando las palabras de sus "detractores".

Mantenga su mente ocupada

Trate de mantenerse ocupado. Si aún no lo ha descubierto, pronto descubrirá que tan pronto como su cerebro se haya desacelerado y no tenga nada en qué pensar, comenzará a ocupar su mente con pensamientos de hambre. En su lugar, intente asegurarse de que sus ventanas de ayuno se planifiquen estratégicamente en función de sus períodos de mayor actividad, y si no puede programarlo para su tiempo de sueño general.

Pruebe tomar bebidas con cero calorías

Está bien; Se le permite beber más que agua durante sus ventanas en ayunas. Las bebidas con cero calorías también son aceptables. Sin embargo, la única manera de estar 100% seguro de que es una bebida de cero calorías es hacerlo desde cero en tu propia cocina. Estos son generalmente fáciles de preparar y pueden incluir:

- Infusiones
- Aguas de hierbas.
- Té helado (sin azúcar)
- Y por supuesto, el agua.

Ajuste la dieta para adaptarse a usted

Es importante que entiendas que cada persona es diferente. Sus objetivos específicos pueden ser diferentes incluso de su cónyuge, y como tales deberán escuchar a su cuerpo y modificar su dieta y las necesidades calóricas en consecuencia. No se castigue si encuentra que necesita comenzar con porciones más grandes que otra persona. Nunca se prive, haga pequeños cambios gradualmente hasta que pueda llegar cómodamente a donde necesita estar.

Mantener una mentalidad realista

Por mucho que nos gustaría creer que usted será el próximo gran milagro del ayuno intermitente, es mejor mantener sus expectativas lo más realistas posible. Claro, el ayuno intermitente, si se realiza correctamente, tiene el potencial de ayudarlo en su viaje de pérdida de peso, aumentar la sensibilidad de su cuerpo a la insulina y regular la tasa de secreción de hormonas de crecimiento, que son beneficios maravillosos. Sin embargo, es importante que también tenga en cuenta que el ayuno intermitente es solo uno de los aspectos de las muchas cosas que necesitará ajustar en su vida para lograr el éxito en la salud general de su cuerpo. También deberá ajustar su nivel general de actividad, la cantidad de sueño, los niveles de estrés y tomará tiempo.

Capítulo 5: régimen de comidas de muestra para los días de ayuno

¡Fantástico trabajo al pasar por toda esa información! Sé que fue un bocado, pero fue vital que te equiparas con una comprensión clara de la historia, las categorías y las dificultades asociadas con el plan de dieta antes de sumergirte directamente en él. Entonces, ahora que está listo para comenzar, aquí tiene un ejemplo de un plan de comidas de 7 días perfecto para los Días de ayuno, mientras se encuentre llevando a cabo el Plan 5:2 o el ayuno alternando días que puede usar como base cuando cree su propio plan para seguir.

Primer día de ayuno - desayuno: gachas de avena

Porciones: 1

Tiempo de preparación: 5 minutos

Ingredientes:
- 40 gr de avena Quaker
- 180 ml de leche

Preparación:
Agregue la leche a una cacerola pequeña a fuego medio y deje que hierva mientras revuelve. Agregue avena, mezcle y baje el calor para que la mezcla se caliente a fuego lento. Deje que hierva a fuego lento, revolviendo ocasionalmente, hasta que la leche se absorba casi por completo (aproximadamente 2 minutos adicionales).

Información nutricional por porción:
- Calorías: 255 gr

- Grasa total: 9 gr
- Carbohidratos: 35 gr
- Proteínas: 12.6 gr

Primer día de ayuno - almuerzo: rodajas de manzana y mantequilla de almendras

Porciones: 1

Tiempo de preparación: 5 minutos

Ingredientes:
-       2 manzanas
-       2 cucharaditas de mantequilla de almendras

Preparación:
Prepare su manzana, rompiendo el tallo y luego cortándola para desechar las semillas y el núcleo. Corte las manzanas

en rodajas finas y colóquelas sobre un plato para servir. Cubra con llovizna de mantequilla de almendras y disfrute.

Información nutricional por porción:
- Calorías: 250 gr
- Grasa total: 24 gr
- Carbohidratos: 50 gr
- Proteínas: 2 gr

Primer día de ayuno - cena: ensalada de remolacha y queso feta

Porciones: 1

Tiempo de preparación: 5 minutos

Ingredientes:
- 50 gr de remolacha asada
- 60 gr de espinaca
- 30 gr de queso feta
- 1 cucharadita de jugo de limón

Preparación:
Usando guantes, corte la remolacha en trozos y luego agregue a un tazón grande. Agregue todos los ingredientes restantes, y mezcle para combinar. ¡Disfrutar!

Información nutricional por porción:
- Calorías: 125 gr
- Grasa total: 7 gr

- Carbohidratos: 8 gr
- Proteínas: 7 gr

Segundo día de ayuno - desayuno: ciruelas dulces y yogurt

Porciones: 1

Tiempo de preparación: 30 minutos

Ingredientes:
- 100 gr de yogurt bajo en grasa
- 2 ciruelas partidas en mitades
- 1 cucharadita de miel

Preparación:
- Ponga el horno a precalentar a 200 grados Celsius, y prepare una bandeja para hornear forrándola con papel de aluminio y engrasando ligeramente con aceite de oliva.
- Agregue sus ciruelas y miel a un tazón mediano, y revuelva para cubrir completamente.
- Transfiera sus ciruelas recubiertas de miel a su bandeja para hornear, y póngalas

a asar hasta que estén jugosas y suaves (aproximadamente 15 minutos).

\-   Aleja del calor y deja que se enfríe levemente.

\-   Agregue su yogurt a un tazón para servir, luego cubra con la ciruela asada. Rociar con los jugos de ciruela, y servir.

Información nutricional por porción:
- Calorías: 145 gr
- Grasa total: 8 gr
- Carbohidratos: 10 gr
- Proteínas: 10 gr

Segundo día de ayuno - almuerzo: tostadas con trozos de atún

Porciones: 1

Tiempo de preparación: 5 minutos

Ingredientes:
- 2 tostadas
- 60 gr de ensalada de atún
- 70 gr de arúgula
- 1 cucharadita de pimienta negra en polvo

Preparación:
- Coloque sus tostadas en un plato para servir. Cubrir con ensalada de atún y arúgula. Sazone con pimienta negra y sirva.

Información nutricional por porción:

- Calorías: 253 gr
- Grasa total: 3 gr
- Carbohidratos: 8 gr
- Proteínas: 50 gr

Segundo día de ayuno - cena: sopa de miso

Porciones: 2

Tiempo de preparación: 15 minutos

Ingredientes:
- 4 tazas de agua
- ½ taza de acelga picada
- ½ taza de cebolla verde picada
- ¼ taza de tofu en cubos
- 3 cucharadas de miso blanco en pasta
- 2 hojas de nori en rodajas finas

Preparación:

- Coloque una cacerola mediana con agua, a fuego medio, y deje que hierva a fuego lento.

- Agregue nori y luego continúe hirviendo a fuego lento durante unos 7 minutos.

- Agregue el miso en un tazón pequeño con un poco de agua de la olla, y batir para formar una pasta suave.

- Agregue a la cacerola, revuelva, luego agregue todos los ingredientes restantes.

- Dejar cocer unos 6 minutos más. Servir.

Información nutricional por porción:

- Calorías: 88 gr
- Grasa total: 2 gr
- Carbohidratos: 9 gr
- Proteínas: 7 gr

Tercer día de ayuno - desayuno: huevo cocido y espárragos

Porciones: 1

Tiempo de preparación: 15 minutos

Ingredientes:
- 1 huevo grande
- 5 espárragos largos
- Sal y pimienta al gusto

Preparación:
- Coloque una cacerola grande con agua salada a fuego alto y deje que hierva.
- Agregue los espárragos y cocine hasta que estén blandos (aproximadamente 5 min).
- Agregue su huevo a la cacerola al mismo tiempo, y deje cocer durante 3 minutos.
- Coloque un huevo en el plato y sirva junto con espárragos, sal y pimienta.

Información nutricional por porción:

- Calorías: 90 gr
- Grasa total: 5 gr
- Carbohidratos: 4 gr
- Proteínas: 8.5 gr

Tercer día de ayuno - almuerzo: batido de proteínas de uva

Porciones: 1

Tiempo de preparación: 5 minutos

Ingredientes:
-        1 taza de uvas
-        1 taza de espinaca
-        ½ platano
-        1 cucharada de bayas Goji
-        1 cucharada de mezcla de proteína de guisante
-        2 cucharadas de jugo de naranja
-        1 ½ tazas de leche de almendras

Preparación:

Agregue todos sus ingredientes a una licuadora y procese hasta que quede suave. Transfiera a un vaso de servir, y disfrute.

Información nutricional por porción:
- Calorías: 292.3 gr
- Grasa total: 5.2 gr
- Carbohidratos: 54.5 gr
- Proteínas: 12.5 gr

Tercer día de ayuno - cena: hamburguesas de pavo con maíz

Porciones: 1

Tiempo de preparación: 5 minutos

Ingredientes:
- 111 gr de carne de pavo
- 1 huevo batido

-        1 cucharada de cebolleta picada
-        1 diente de ajo picado
-        ½ cucharadita de pimiento molido
-        1 choclo mediano en mazorca calentado

Preparación:
- Agregue todos los ingredientes de la hamburguesa a un tazón grande y masajee suavemente para combinar.
- Marinar en el refrigerador por al menos 30 minutos.
- Divida su mezcla uniformemente por la mitad y forme 2 hamburguesas.
- Cocine en una parrilla precalentada hasta que esté completamente cocida (aproximadamente 5 minutos por lado). Servir junto con el maíz en la mazorca.

Información nutricional por porción:
- Calorías: 328 gr
- Grasa total: 17 gr
- Carbohidratos: 30 gr
- Proteínas: 19 gr

Cuarto día de ayuno - desayuno: galletas para desayuno Belvita con aguacate

Porciones: 1

Tiempo de preparación: 5 minutos

Ingredientes:
- 4 galletas para desayuno Belvita con sabor a arándanos
- 100 gr de aguacate
- Sal y pimienta al gusto

Preparación:

Coloque las galletas en un plato para servir y cúbralas con aguacate. Sazone al gusto, y sirva.

Información nutricional por porción:
- Calorías: 388 gr
- Grasa total: 24 gr
- Carbohidratos: 48 gr
- Proteínas: 12 gr

Cuarto día de ayuno - almuerzo: pudin de mango y chía

Porciones: 6

Tiempo de preparación: 2 horas y 10 minutos

Ingredientes:
- 1 ½ tazas de leche con sabor a coco
- 1 mango grande cortado en trozos
- 1 cucharadita de extracto de vainilla
- 1/8 de cucharadita de sal
- 7 cucharadas de semillas de chía
- 3 cucharadas de canela

Preparación:
Agregue todos los ingredientes en una licuadora y mezcle hasta que los ingredientes se combinen y queden suaves. Ponga la mezcla en un tazón y colóquela en la nevera durante 2 horas o hasta que espese.

¡Servir y disfrutar!

Información nutricional por porción:
- Calorías: 159 gr
- Grasa total: 10 gr
- Carbohidratos: 18 gr
- Proteínas: 4 gr

Cuarto día de ayuno - cena: verduras asadas con glaseado balsámico

Porciones: 1

Tiempo de preparación: 40 minutos

Ingredientes:
- ½ calabacín
- ½ berenjena
- ½ calabaza
- ½ pimiento rojo
- 2 cucharadas de vinagre balsámico
- 1 cucharada de jugo de limón

Preparación:
- Ajuste el horno a precalentar a 220 grados Celsius y prepare una bandeja para hornear forrándola con papel de aluminio.
- Agregue todos sus ingredientes a un tazón grande y mezcle para combinar.
- Transfiérelo a la bandeja para hornear

preparada y déjelo asar por aproximadamente 30 minutos (las verduras deben estar caramelizadas, pero tiernas).
- Servir.

Información nutricional por porción:
- Calorías: 261 gr
- Grasa total: 2 gr
- Carbohidratos: 57 gr
- Proteínas: 13 gr

Quinto día de ayuno - desayuno: tortilla de espinacas

Porciones: 1

Tiempo de preparación: 10 minutos

Ingredientes:
- 2 huevos
- 60 gr de espinacas
- Sal y pimienta al gusto

Preparación:
- Agregue los huevos y las espinacas en un tazón mediano, sazone con sal y pimienta. Batir para combinarlos.
- Coloque una sartén ligeramente engrasada a fuego medio y deje que se caliente.
- Una vez caliente, agregue la mezcla de huevo y cocine hasta que el huevo comience a fraguar (aproximadamente 3 minutos).

- Dale la vuelta al huevo hasta la mitad para formar una tortilla y continúa cocinando hasta que esté completamente configurado (aproximadamente otros 2 minutos). ¡Disfrutar!

Información nutricional por porción:
- Calorías: 161 gr
- Grasa total: 10 gr
- Carbohidratos: 6 gr
- Proteínas: 13 gr

Quinto día de ayuno - almuerzo: frijol de soya

Porciones: 1

Tiempo de preparación: 7 minutos

Ingredientes:
-      60 gr de frijol de soya
-      1 cucharadita de sal

Preparación:
- Coloque una cacerola mediana con agua salada a fuego alto y deje que hierva.
- Una vez que esté hirviendo, agregue los frijoles y cocine hasta que estén tiernos (unos 5 minutos).
- Escurra y, cuidadosamente, separe los frijoles de las vainas y colóquelos en un tazón mediano.
- Agregue la sal y mezcle para cubrir uniformemente. ¡Disfrutar!

Información nutricional por porción:
- Calorías: 84 gr
- Grasa total: 4 gr
- Carbohidratos: 7 gr
- Proteínas: 8 gr

Quinto día de ayuno - cena: humus y crudités

Porciones: 1

Tiempo de preparación: 5 minutos

Ingredientes:
-       40 gr de hummus
-       3 zanahorias grandes cortadas en bastones
-       ½ taza de pepino cortado en bastones
-       ½ taza de pimiento rojo cortado en bastones

Preparación:

Agregue su hummus a un tazón pequeño y colóquelo en el centro de un plato para servir. ¡Agregue sus verduras alrededor del hummus, y disfrute!

Información nutricional por porción:
- Calorías: 175 gr
- Grasa total: 4.3 gr
- Carbohidratos: 31 gr
- Proteínas: 6 gr

Sexto día de ayuno - desayuno: yogurt de plátano bajo en grasa

Porciones: 1

Tiempo de preparación: 5 minutos

Ingredientes:
-        100 gr de yogurt bajo en grasas
-        1 plátano
-        ¼ cucharadita de canela

Preparación:
Combine todos sus ingredientes en su licuadora y procese hasta que quede suave. ¡Disfrutar!

Información nutricional por porción:
- Calorías: 177 gr
- Grasa total: 2.2 gr
- Carbohidratos: 36.2 gr
- Proteínas: 7 gr

Sexto día de ayuno - almuerzo: sopa de zanahoria, camote y jengibre

Porciones: 3

Tiempo de preparación: 35 minutos

Ingredientes:
-       2 cucharaditas de aceite de oliva extra virgen
-       ½ taza de chalotes picados
-       3 tazas de camote pelado y cortado en cubos
-       1 ½ tazas de zanahorias peladas cortadas en rodajas

Preparación:
- Coloque una cacerola con su aceite a fuego medio hasta que empiece a ahumar.
- Agregue los chalotes a la olla y saltee hasta que se ablanden (debe tomar aproximadamente 2 a 3 minutos).
- Agregue todas las verduras preparadas a los chalotes, y su curry luego deje que se cocine por otros 2 minutos.
- Vierta el caldo y deje que hierva.
- Una vez que esté hirviendo, coloque la

tapa en la olla y reduzca el fuego a bajo.

- Deje que esta mezcla hierva a fuego lento hasta que las verduras estén tiernas. Una vez tierna, agregue sal y vierta la sopa en un procesador de alimentos hasta que quede cremoso y suave.

- Colar, servir y disfrutar.

Información nutricional por porción:

- Calorías: 144 gr
- Grasa total: 2.3 gr
- Carbohidratos: 27.3 gr
- Proteínas: 4.1 gr

Sexto día de ayuno - cena: pechugas de pavo con espinacas

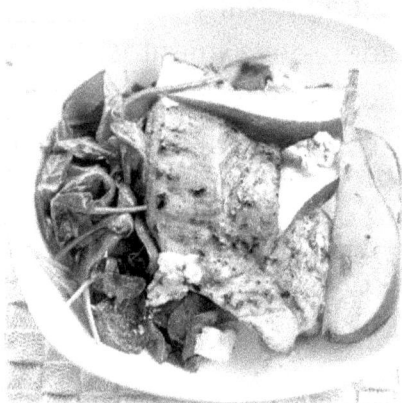

Porciones: 1

Tiempo de preparación: 45 minutos

Ingredientes:
- 125 gr de pechuga de pavo limpia y

seca
- 1 taza de espinaca cocida
- 1 cucharadita de sal
- 1 cucharadita de pimienta

Preparación:
- Ponga el horno a precalentar a 200 grados Celsius y prepare una bandeja para hornear forrándola con papel aluminio.
- Coloque la pechuga de pavo en la bandeja para hornear y sazone con sal y pimienta.
- Programar para hornear hasta que la pechuga de pavo esté completamente cocida (unos 30 minutos).
- Retire del horno y deje reposar a temperatura ambiente durante unos 5 minutos antes de servir. Servir junto con espinacas recalentadas.

Información nutricional por porción:
- Calorías: 216 gr

- Grasa total: 1.2 gr
- Carbohidratos: 5.5 gr
- Proteínas: 42 gr

Séptimo día de ayuno - desayuno: batido de manzana, zanahoria y jengibre

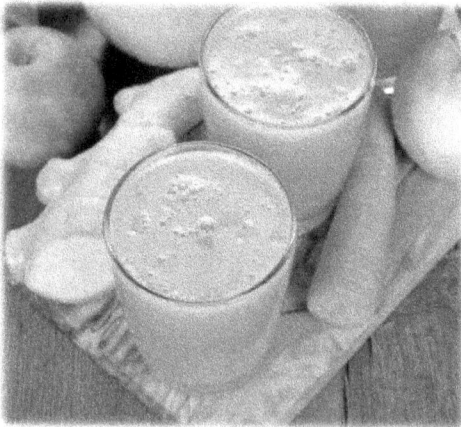

Porciones: 1

Tiempo de preparación: 5 minutos

Ingredientes:
- 1 manzana sin corazón picada
- 1 zanahoria grande picada
- 1 cucharada de jengibre picado

Preparación:
Combine todos sus ingredientes en su licuadora y procese hasta que quede suave.

Información nutricional por porción:
- Calorías: 211.2 gr
- Grasa total: 1.3 gr
- Carbohidratos: 54.7 gr
- Proteínas: 2.6 gr

Séptimo día de ayuno - almuerzo: batido de arándanos y almendras con plátano

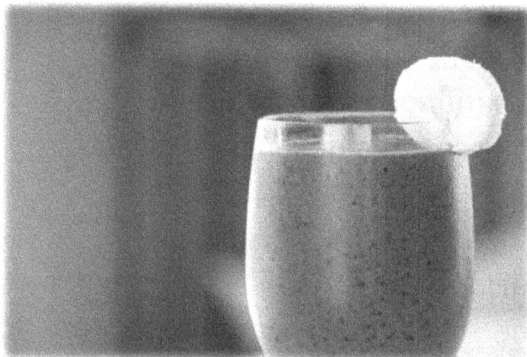

Porciones: 1

Tiempo de preparación: 5 minutos

Ingredientes:
- 200 gr de arándanos congelados
- 1 plátano picado en rodajas
- 1 taza de leche de almendras

Preparación:
Combine todos sus ingredientes en su licuadora y procese hasta que quede suave.

Información nutricional por porción:
- Calorías: 189.1 gr
- Grasa total: 4.1 gr
- Carbohidratos: 40 gr
- Proteínas: 2.7 gr

Séptimo día de ayuno - cena: pizza pita

Porciones: 1

Tiempo de preparación: 10 minutos

Ingredientes:
- 1 pan pita de trigo integral
- 25 gr de queso mozarella rallado

- 1 tomate cortado en cubitos
- 1 cucharada de la hierba de su elección
- Sal y pimienta al gusto

Preparación:
- Ponga el horno a precalentar a 200 grados Celsius y prepare una bandeja para hornear engrasándola ligeramente con aceite de oliva.
- Coloque su pan pita en una superficie plana. Cubra con queso, tomates y hierbas, luego sazone con sal y pimienta.
- Transfiera a una bandeja para hornear, y configure para hornear hasta que el queso se derrita, y el pan pita este ligeramente dorado (aproximadamente 7 minutos). ¡Disfrutar!

Información nutricional por porción:
- Calorías: 178 gr
- Grasa total: 2 gr

- Carbohidratos: 36 gr
- Proteínas: 5 gr

Conclusión

¡Felicitaciones por llegar hasta el final! ¡Esto demuestra que tomas en serio el siguiente paso de tu viaje de ayuno intermitente! Terminaré recordándoles el último consejo que cubrimos para mantenernos en el camino, y eso es recordar mantener metas realistas.

Por mucho que nos gustaría creer que usted será el próximo gran milagro del ayuno intermitente, es mejor mantener sus expectativas lo más realista posible. Claro, el ayuno intermitente, si se realiza correctamente, tiene el potencial de ayudarlo a perder peso, aumentar la sensibilidad de su cuerpo a la insulina y regular la tasa de secreción de hormonas de crecimiento, que son beneficios maravillosos. Sin embargo, es importante que también tenga en cuenta que el ayuno intermitente es solo uno de los aspectos de las muchas cosas que necesitará ajustar en su vida para lograr el éxito en la salud general de su cuerpo. También deberá ajustar su nivel general de actividad, la cantidad de sueño, los niveles de estrés y esto tomará tiempo.

Una vez más, quiero agradecerle por permitirme guiarlo en este viaje y desearle todo el éxito posible en su viaje de ayuno intermitente. No olvides dejarme una crítica positiva si te gusta lo que lees. Hasta la próxima, ¡feliz ayuno!

www.ingramcontent.com/pod-product-compliance
Lightning Source LLC
Chambersburg PA
CBHW051733020426
42333CB00014B/1295

* 9 7 8 1 9 8 9 8 5 3 4 0 5 *